Diseño y maquetación: Susana Escarabajal Magaña
Diseñadora de Dreaming Graphics

Blog: dreamingraphics.blogspot.com
Facebook: DisenoGraphic
Instagram: sygfrid1981
Twitter: FAGraphics

Esta agenda pertenece a:

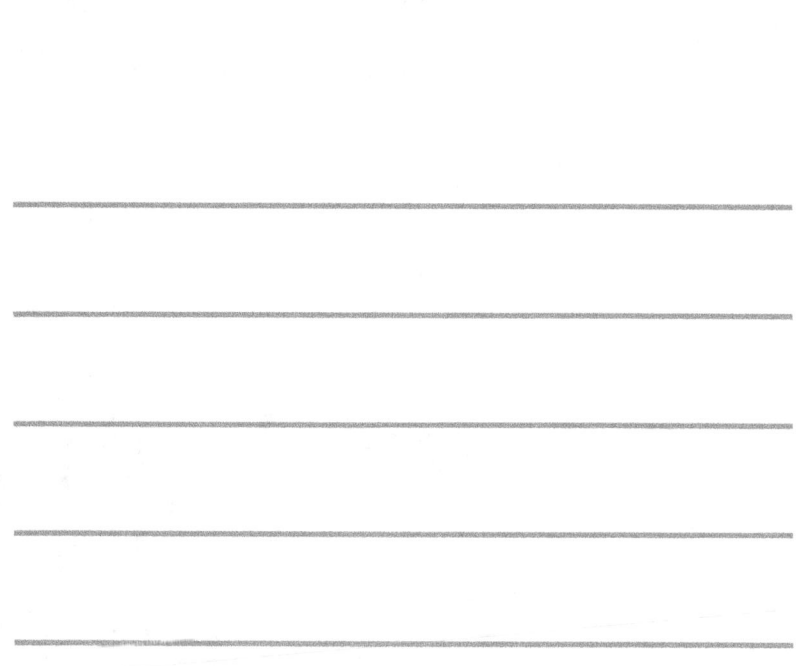

_____

_____

_____

_____

_____

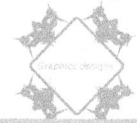

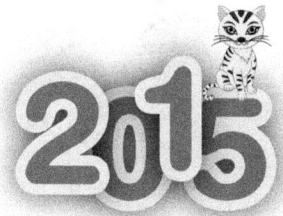

January

Sun	Mon	Tue	Wed	Thu	Fri	Sat
				1	2	3
4	5	6	7	8	9	10
11	12	13	14	15	16	17
18	19	20	21	22	23	24
25	26	27	28	29	30	31

February

Sun	Mon	Tue	Wed	Thu	Fri	Sat
1	2	3	4	5	6	7
8	9	10	11	12	13	14
15	16	17	18	19	20	21
22	23	24	25	26	27	28

March

Sun	Mon	Tue	Wed	Thu	Fri	Sat
1	2	3	4	5	6	7
8	9	10	11	12	13	14
15	16	17	18	19	20	21
22	23	24	25	26	27	28
29	30	31				

April

Sun	Mon	Tue	Wed	Thu	Fri	Sat
			1	2	3	4
5	6	7	8	9	10	11
12	13	14	15	16	17	18
19	20	21	22	23	24	25
26	27	28	29	30		

May

Sun	Mon	Tue	Wed	Thu	Fri	Sat
					1	2
3	4	5	6	7	8	9
10	11	12	13	14	15	16
17	18	19	20	21	22	23
24	25	26	27	28	29	30
31						

June

Sun	Mon	Tue	Wed	Thu	Fri	Sat
	1	2	3	4	5	6
7	8	9	10	11	12	13
14	15	16	17	18	19	20
21	22	23	24	25	26	27
28	29	30				

July

Sun	Mon	Tue	Wed	Thu	Fri	Sat
			1	2	3	4
5	6	7	8	9	10	11
12	13	14	15	16	17	18
19	20	21	22	23	24	25
26	27	28	29	30	31	

August

Sun	Mon	Tue	Wed	Thu	Fri	Sat
						1
2	3	4	5	6	7	8
9	10	11	12	13	14	15
16	17	18	19	20	21	22
23	24	25	26	27	28	29
30	31					

September

Sun	Mon	Tue	Wed	Thu	Fri	Sat
		1	2	3	4	5
6	7	8	9	10	11	12
13	14	15	16	17	18	19
20	21	22	23	24	25	26
27	28	29	30			

October

Sun	Mon	Tue	Wed	Thu	Fri	Sat
				1	2	3
4	5	6	7	8	9	10
11	12	13	14	15	16	17
18	19	20	21	22	23	24
25	26	27	28	29	30	31

November

Sun	Mon	Tue	Wed	Thu	Fri	Sat
1	2	3	4	5	6	7
8	9	10	11	12	13	14
15	16	17	18	19	20	21
22	23	24	25	26	27	28
29	30					

December

Sun	Mon	Tue	Wed	Thu	Fri	Sat
		1	2	3	4	5
6	7	8	9	10	11	12
13	14	15	16	17	18	19
20	21	22	23	24	25	26
27	28	29	30	31		

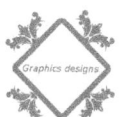

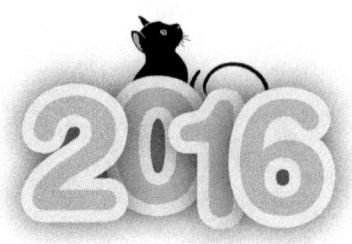

January

Sun	Mon	Tue	Wed	Thu	Fri	Sat
					1	2
3	4	5	6	7	8	9
10	11	12	13	14	15	16
17	18	19	20	21	22	23
24	25	26	27	28	29	30
31						

February

Sun	Mon	Tue	Wed	Thu	Fri	Sat
	1	2	3	4	5	6
7	8	9	10	11	12	13
14	15	16	17	18	19	20
21	22	23	24	25	26	27
28	29					

March

Sun	Mon	Tue	Wed	Thu	Fri	Sat
		1	2	3	4	5
6	7	8	9	10	11	12
13	14	15	16	17	18	19
20	21	22	23	24	25	26
27	28	29	30	31		

April

Sun	Mon	Tue	Wed	Thu	Fri	Sat
					1	2
3	4	5	6	7	8	9
10	11	12	13	14	15	16
17	18	19	20	21	22	23
24	25	26	27	28	29	30

May

Sun	Mon	Tue	Wed	Thu	Fri	Sat
1	2	3	4	5	6	7
8	9	10	11	12	13	14
15	16	17	18	19	20	21
22	23	24	25	26	27	28
29	30	31				

June

Sun	Mon	Tue	Wed	Thu	Fri	Sat
			1	2	3	4
5	6	7	8	9	10	11
12	13	14	15	16	17	18
19	20	21	22	23	24	25
26	27	28	29	30		

July

Sun	Mon	Tue	Wed	Thu	Fri	Sat
					1	2
3	4	5	6	7	8	9
10	11	12	13	14	15	16
17	18	19	20	21	22	23
24	25	26	27	28	29	30
31						

August

Sun	Mon	Tue	Wed	Thu	Fri	Sat
	1	2	3	4	5	6
7	8	9	10	11	12	13
14	15	16	17	18	19	20
21	22	23	24	25	26	27
28	29	30	31			

September

Sun	Mon	Tue	Wed	Thu	Fri	Sat
				1	2	3
4	5	6	7	8	9	10
11	12	13	14	15	16	17
18	19	20	21	22	23	24
25	26	27	28	29	30	

October

Sun	Mon	Tue	Wed	Thu	Fri	Sat
						1
2	3	4	5	6	7	8
9	10	11	12	13	14	15
16	17	18	19	20	21	22
23	24	25	26	27	28	29
30	31					

November

Sun	Mon	Tue	Wed	Thu	Fri	Sat
		1	2	3	4	5
6	7	8	9	10	11	12
13	14	15	16	17	18	19
20	21	22	23	24	25	26
27	28	29	30			

December

Sun	Mon	Tue	Wed	Thu	Fri	Sat
				1	2	3
4	5	6	7	8	9	10
11	12	13	14	15	16	17
18	19	20	21	22	23	24
25	26	27	28	29	30	31

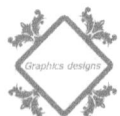

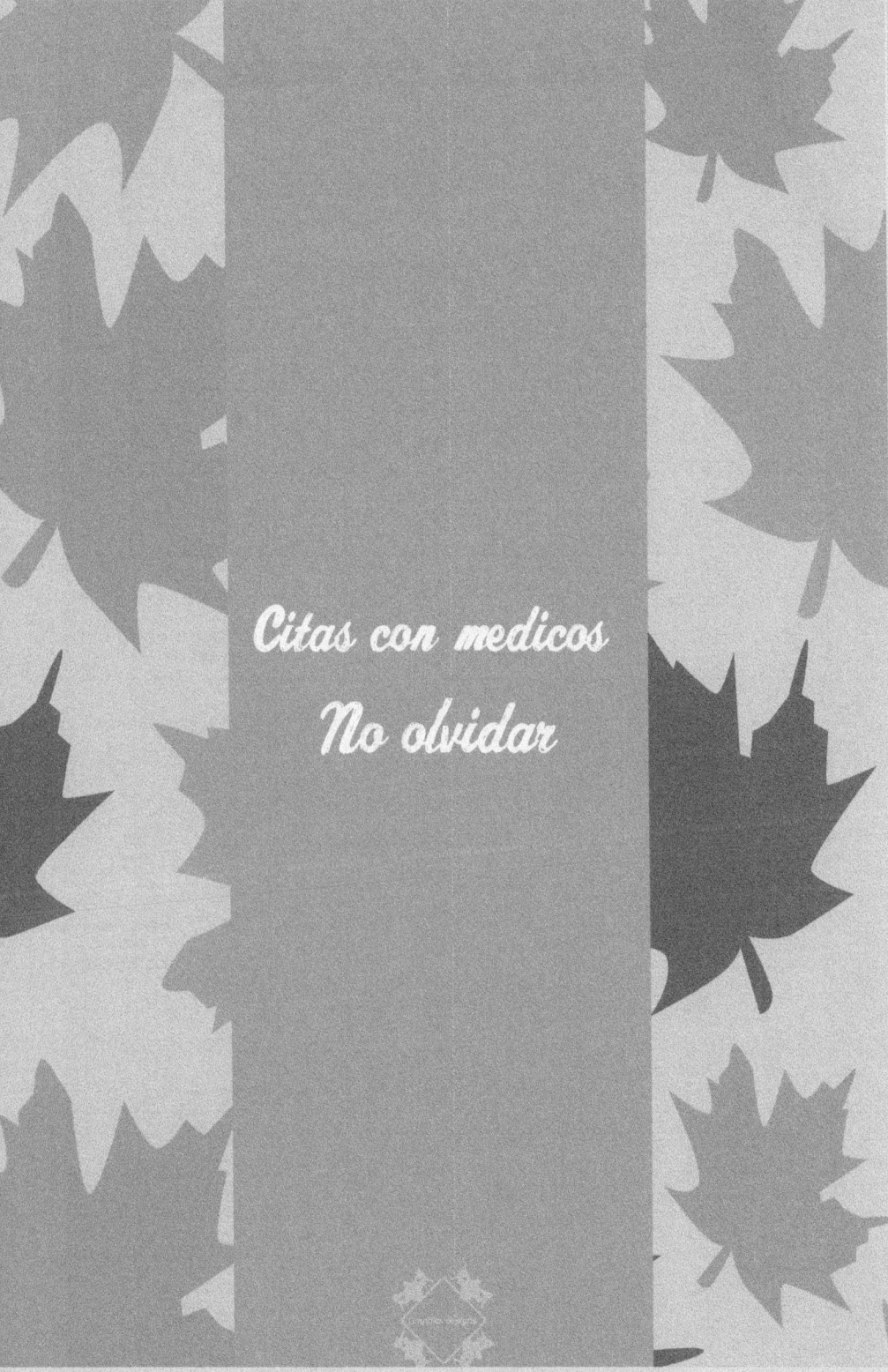

Citas con medicos
No olvidar

Citas con los medicos

Fecha	Hora

Fecha	Hora

Fecha	Hora

Citas con los medicos

Fecha	Hora

Fecha	Hora

Fecha	Hora

Graphics designs

Citas con los medicos

Fecha	Hora

Fecha	Hora

Fecha	Hora

Graphics designs

Citas con los medicos

Fecha	Hora

Fecha	Hora

Fecha	Hora

Graphics designs

Citas con los medicos

Fecha	Hora

Fecha	Hora

Fecha	Hora

Graphics designs

Citas con los medicos

Fecha	Hora

Fecha	Hora

Fecha	Hora

Citas con los medicos

Fecha	Hora

Fecha	Hora

Fecha	Hora

Citas con los medicos

Fecha	Hora

Fecha	Hora

Fecha	Hora

Citas con los medicos

Fecha	Hora

Fecha	Hora

Fecha	Hora

Graphics designs

Citas con los medicos

Fecha	Hora

Fecha	Hora

Fecha	Hora

Citas con los medicos

Fecha	Hora

Fecha	Hora

Fecha	Hora

Graphics designs

Citas con los medicos

Fecha	Hora

Fecha	Hora

Fecha	Hora

Graphics designs

Citas con los medicos

Fecha	Hora

Fecha	Hora

Fecha	Hora

Citas con los medicos

Fecha	Hora

Fecha	Hora

Fecha	Hora

Citas con los medicos

Fecha	Hora

Fecha	Hora

Fecha	Hora

Citas con los medicos

Fecha	Hora

Fecha	Hora

Fecha	Hora

Citas con los medicos

Fecha	Hora

Fecha	Hora

Fecha	Hora

Citas con los medicos

Fecha	Hora

Fecha	Hora

Fecha	Hora

Graphics designs

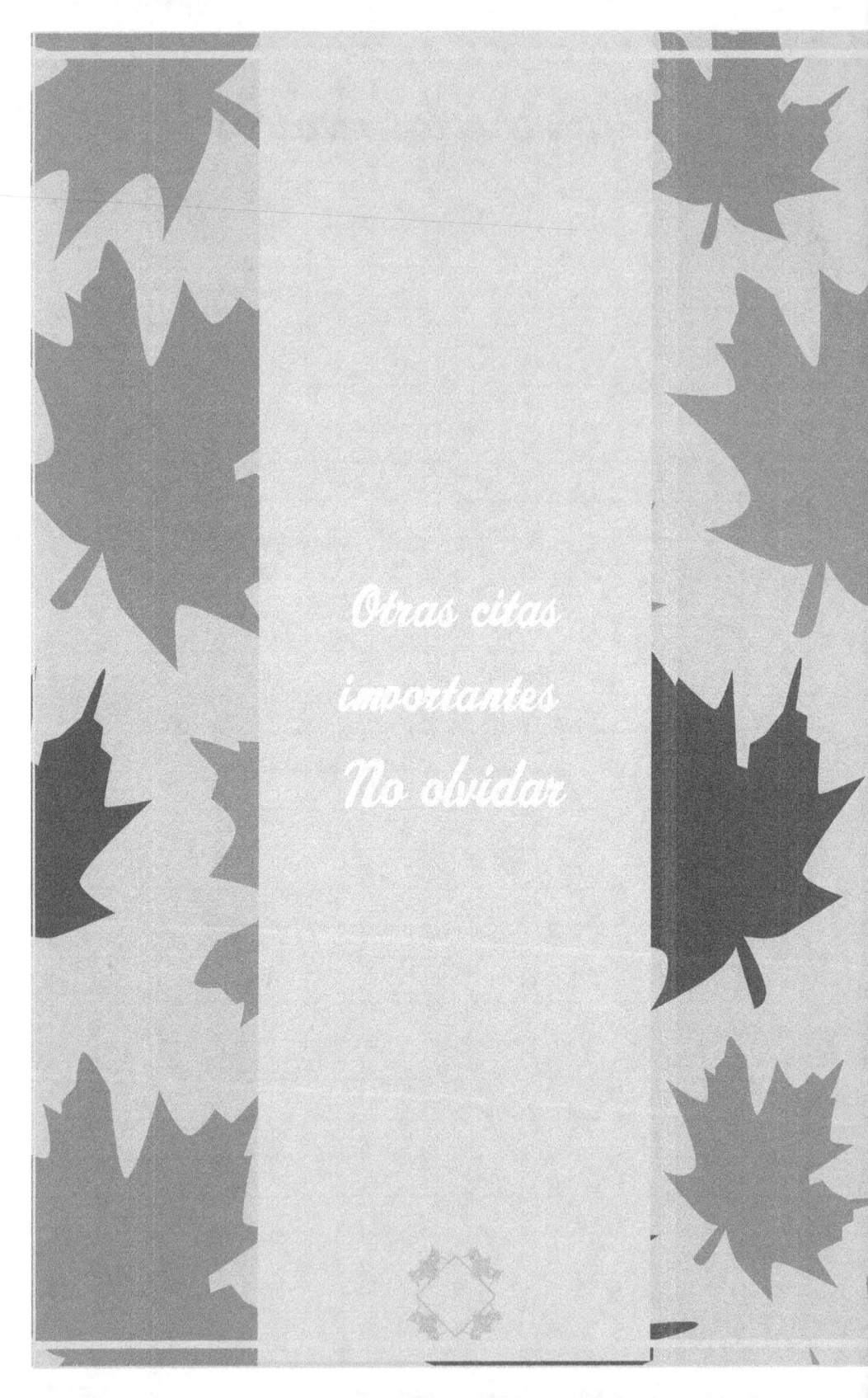

Otras citas
importantes
No olvidar

Otras citas importantes

Fecha	Hora

Fecha	Hora

Fecha	Hora

Otras citas importantes

Fecha	Hora

_____
_____
_____
_____
_____
_____
_____

Fecha	Hora

_____
_____
_____
_____
_____
_____
_____

Fecha	Hora

_____
_____
_____
_____
_____
_____
_____

Otras citas importantes

Fecha	Hora

Fecha	Hora

Fecha	Hora

Otras citas importantes

Fecha	Hora

Fecha	Hora

Fecha	Hora

Graphics designs

Otras citas importantes

Fecha	Hora

Fecha	Hora

Fecha	Hora

Otras citas importantes

Fecha	Hora

Fecha	Hora

Fecha	Hora

Graphics designs

Otras citas importantes

Fecha	Hora

Fecha	Hora

Fecha	Hora

Otras citas importantes

Fecha	Hora

Fecha	Hora

Fecha	Hora

Graphics designs

Otras citas importantes

Fecha	Hora

Fecha	Hora

Fecha	Hora

Otras citas importantes

Fecha	Hora

Fecha	Hora

Fecha	Hora

Graphics designs

Otras citas importantes

Fecha	Hora

Fecha	Hora

Fecha	Hora

Graphics designs

Otras citas importantes

Fecha	Hora

Fecha	Hora

Fecha	Hora

Llamadas
de telefono

Llamadas de telefono

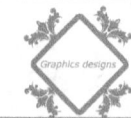

Llamadas de telefono

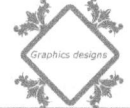

Llamadas de telefono

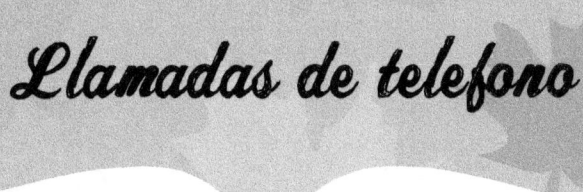

Llamadas de telefono

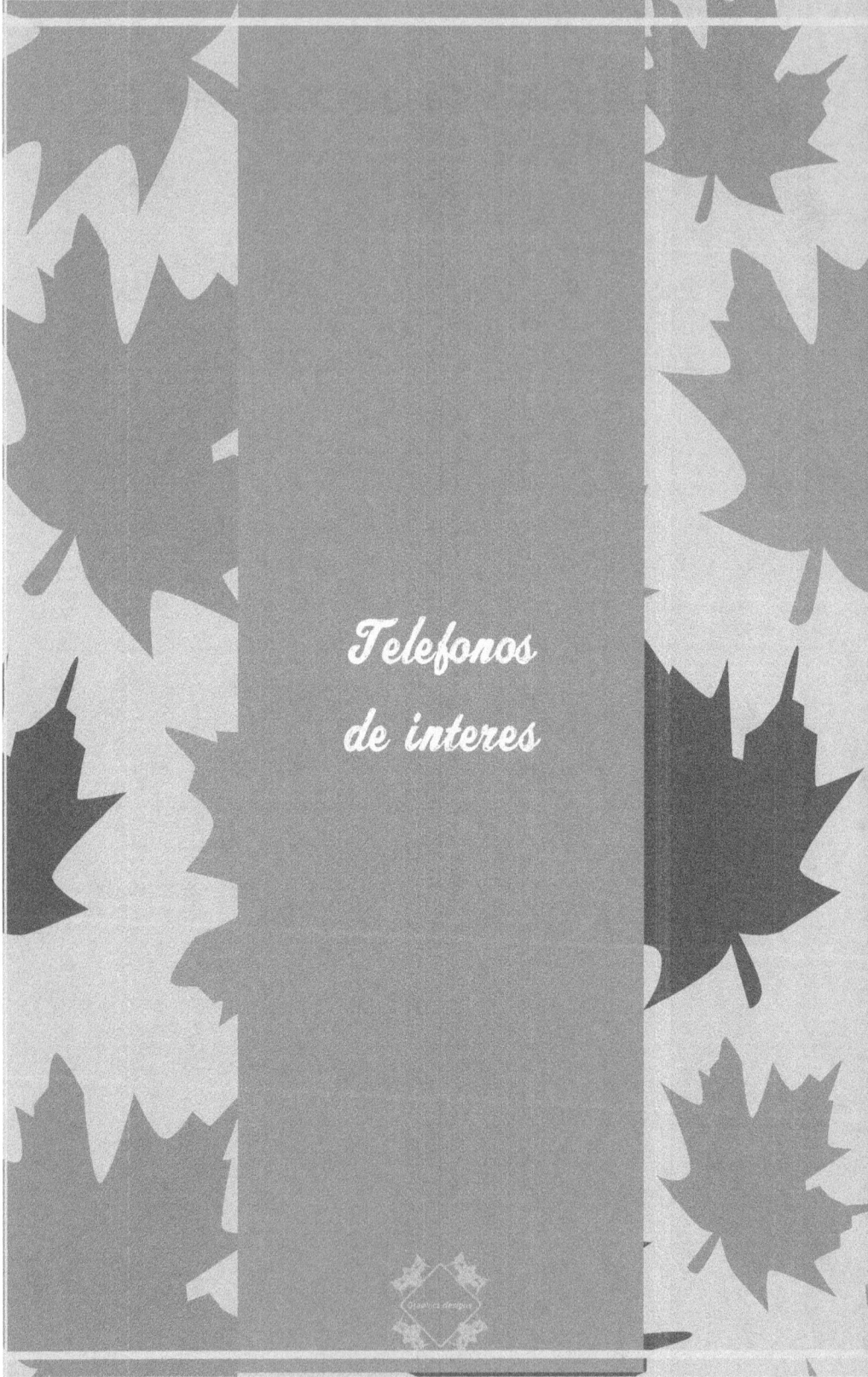

Telefonos
de interes

Telefonos de interes

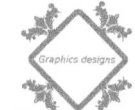

Telefonos de interes

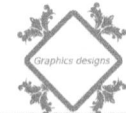

Telefonos de interes

Telefonos de interes

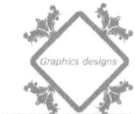

Telefonos de interes

Telefonos de interes

Telefonos de interes

Telefonos de interes

Telefonos de interes

Telefonos de interes

Telefonos de interes

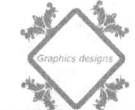

Anotaciones

Anotaciones

Anotaciones

Anotaciones

Anotaciones

Anotaciones

Anotaciones

Diseño y maquetación: Susana Escarabajal Magaña
Diseñadora de Dreaming Graphics

Blog: dreamingraphics.blogspot.com
Facebook: DisenoGraphic
Instagram: sygfrid1981
Twitter: FAGraphics

www.ingramcontent.com/pod-product-compliance
Lightning Source LLC
Chambersburg PA
CBHW071632170526
45166CB00003B/1293